DES MOYENS DE PRÉVENIR
ET DE TRAITER
LE CHOLÉRA

ÉTUDE FONDÉE SUR UNE CONNAISSANCE
DES CAUSES ET DU MODE DE PROPAGATION DE CETTE MALADIE

PAR

M. LE DOCTEUR H. BLANC

Chirurgien-major de l'armée de Sa Majesté Britannique
Membre du Collége royal des chirurgiens de Londres
Membre (Fellow) de la Société royale de géographie de Londres
Membre de la Société d'anthropologie de Paris
Membre de l'Institut anthropologique de la Grande-Bretagne
etc., etc., etc.

PARIS
LIBRAIRIE GERMER BAILLIÈRE
17, RUE DE L'ÉCOLE-DE-MÉDECINE, 17
1874

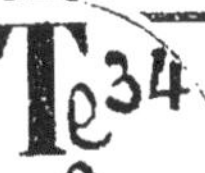

LE CHOLÉRA

DES

MOYENS DE LE PRÉVENIR ET DE LE TRAITER

OUVRAGES DU MÊME AUTEUR

Captivity in Abyssinia, Smith Elder et C° London.

An Inquiry into the present unsatisfactory condition of Vaccinelymph and a Remedy Proposed. John Churchill et sons, London.

On a new treatment of abscess of the liver successfully applied. *Lancet*, 1869.

PARIS. — IMPRIMERIE DE E. MARTINET, RUE MIGNON, 2

DES MOYENS DE PRÉVENIR

ET DE TRAITER

LE CHOLÉRA

ÉTUDE FONDÉE SUR UNE CONNAISSANCE DES CAUSES ET DU MODE DE PROPAGATION DE CETTE MALADIE

PAR

M. LE DOCTEUR H. BLANC
Chirurgien-major de l'armée de Sa Majesté Britannique
Membre du Collége royal des chirurgiens de Londres
Membre (Fellow) de la Société royale de géographie de Londres
Membre de la Société d'anthropologie de Paris
Membre de l'Institut anthropologique de la Grande-Bretagne
etc., etc., etc.

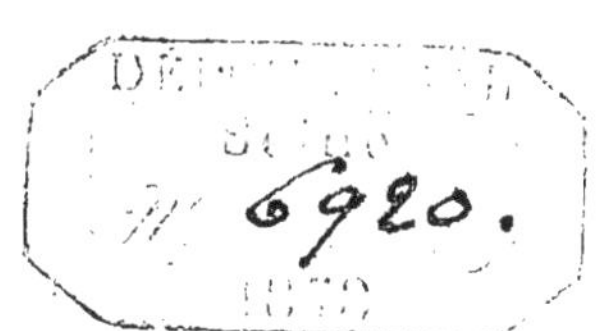

PARIS
LIBRAIRIE GERMER-BAILLIÈRE
17, RUE DE L'ÉCOLE-DE-MÉDECINE, 17
1874

A

M. WURTZ

Membre de l'Institut
Doyen de la Faculté de médecine de Paris
Membre du Conseil d'hygiène
Officier de la Légion d'honneur
etc., etc.

Ce Mémoire
Sur les moyens de prévenir et de traiter le choléra
est respectueusement dédié
par son très-obéissant serviteur

L'AUTEUR.

INTRODUCTION

Je me propose, dans ces notes, de m'appuyer sur des faits bien établis et d'éviter toutes théories et toutes hypothèses. Je ne désire pas bâtir une prophylaxie du choléra sur des bases imaginaires. Établi sur de semblables fondations, mon ouvrage n'aurait aucune utilité pratique; au contraire, il ne pourrait qu'ajouter à l'incertitude qui existe déjà, et, œuvre sans profit, ne donnerait aucun des avantages qu'une connaissance sommaire de ce que nous savons au sujet du choléra devra, je l'espère, procurer à tous.

A ceux qui pendant des années ont vécu dans les régions où le choléra est endémique, qui temps après temps ont observé ce terrible fléau sous ses phases diverses, et suivi de lieux en lieux son œuvre toujours renouvelée de maladie et de mort, à eux revenait la tâche d'étudier cette maladie sous tous ses aspects, et, en ajoutant peu à peu des faits à d'autres faits, arriver enfin à arracher le voile qui nous cachait les causes du choléra. Les médecins de l'armée des Indes n'ont pas été sourds à cet appel, et c'est avec une juste fierté que je puis proclamer ici les noms des docteurs Murray, Macnamara, Macpherson et Cutcliffe, aux nombreux travaux desquels nous devons de connaître quelque chose de positif et de certain sur les causes et la prophylaxie du choléra. Je n'ignore pas les travaux très-importants sur ce sujet dus à la plume de médecins anglais, français et américains; mais la question dont je m'occupe ici a été mieux étudiée dans ces dernières années aux Indes, et c'est surtout aux ouvrages de mes collègues de ce pays-là que j'ai été demander les faits sur lesquels une prophylaxie sérieuse peut seule être basée, et qui, ajoutés aux résultats de ma propre expérience, forment le sujet de ces notes.

2, rue de la Paix.

Paris, 10 septembre 1873.

NOTA. Ce Mémoire a été lu en séance générale du Congrès scientifique de Lyon, et c'est à l'accueil bienveillant dont il a été honoré par les savants réunis au Congrès, et sur la demande de plusieurs d'entre eux, que je me suis décidé à le publier.

H. B.

LE

CHOLÉRA

DES CAUSES ET DE LA PROPAGATION DU CHOLÉRA

Le choléra n'est pas une substance insaisissable, mystérieuse, s'élevant dans les airs pour fondre impitoyablement sur quelques points de la terre, guidée et dirigée par la main incertaine des vents. Disons tout d'abord que l'influence supposée de certaines conditions de l'atmosphère, telles que la présence d'une proportion plus ou moins considérable d'électricité ou d'ozone, sur la production du choléra chez l'homme, est purement hypothétique. Aucune des conditions du sol ou d'encombrement, si favorables à la genèse des maladies, ne développera le choléra, ni ne le reproduira de nouveau, dans les pays éloignés de son influence endémique.

Ces faits ont été développés avec beaucoup d'habileté par le docteur Macnamara (1), et la lecture de son livre ne peut qu'intéresser ceux qui veulent approfondir cette question. Aucun fait n'est venu témoigner contre ces déclara-

(1) *A treatise on asiatic cholera*. London, 1869.

tions, qui sont le résultat d'études sérieuses sur le choléra depuis sa première apparition jusqu'à nos jours.

S'il en était autrement, comment pourrions-nous comprendre les effets locaux et isolés de cette maladie, et qui sont des caractères importants du choléra? Cette action localisée doit être associée à quelque chose de spécifique et de déterminé qui ne se rencontre pas dans les conditions atmosphériques générales, autrement nommées les influences épidémiques.

Le choléra est transmis de l'homme à l'homme. Le principe contagieux réside dans les évacuations de l'homme pris de choléra. Cette transmission de la maladie a lieu *presque toujours* au moyen de l'eau employée en boisson, exceptionnellement quand de nombreux malades cholériques sont réunis ensemble (et dans quelques circonstances rares dont nous parlerons plus loin) le choléra peut être communiqué par l'air renfermant les produits desséchés ou les exhalations des évacuations cholériques.

Je ne puis décrire ici la distribution du choléra dans les nombreuses épidémies qui ont régné en Orient, ni les suivre dans leur marche une fois qu'elles ont gagné l'Europe; mais les règles suivantes s'appliquent à toutes.

Toute épidémie de choléra sévissant en dehors des Indes orientales peut être ramenée à son point de départ, l'Hindoustan, en suivant la chaîne des êtres humains, parmi lesquels le choléra a sévi, et qu'ils ont transmis directement ou indirectement au moyen de linges, vêtements ou autres articles imprégnés d'évacuations cholériques.

Une fois que le choléra est parvenu en Europe, il s'y répand en maintes lignes divergentes suivant toujours l'homme dans ses va-et-vient, ne voyageant jamais plus vite que lui, et n'apparaissant jamais dans une nouvelle localité, à moins qu'il ne soit introduit par lui.

L'épidémie de choléra qui envahit l'Europe entière commença aux Indes durant les années 1866 et 1867. Je vais m'occuper brièvement de cette épidémie, car elle nous intéresse personnellement; son origine et son invasion ont été le sujet d'études remarquables, son début et sa marche ont été suivis par deux médecins distingués de l'armée des Indes, les docteurs Murray et Cutcliffe, et leurs travaux démontrent clairement deux faits très-importants, la transmission et la propagation du choléra par l'homme.

D'après le docteur Macnamara, le choléra existait à Allahabad et à Bénarès au mois de mars 1867, et n'était pas entièrement éteint dans le territoire de Bhurtpore durant la saison froide, des cas s'étaient déclarés là durant les mois de février et de mars. Le prince de Bhurtpore avec une grande escorte se rendit à Hurdwar, un lieu en grande réputation de sainteté; et si nous admettons que le choléra est une maladie contagieuse, nous ne serons pas étonnés s'il se déclara sous forme épidémique parmi la foule de pèlerins qui s'assemblèrent à Hurdwar au mois d'avril 1867. C'est l'histoire de cette irruption cholérique que nous allons examiner avec quelques détails.

La ville de Hurdwar est située sur les bords du Gange, dans une gorge des monts Sewâlick, à treize milles environ de l'endroit d'où la rivière s'échappe de l'Himalaya. L'élévation de cette localité est d'environ mille pieds au-dessus du niveau de la mer. Les collines sur lesquelles la ville est bâtie sont de formation tertiaire et sont composées de couches massives de sandstone, recouvertes par places d'une super-structure d'argile ou de gros gravier.

Le choléra avait été inconnu à Hurdwar durant les neuf années antérieures à 1867.

Le campement à Hurdwar est formé d'une étroite bande de terre de neuf milles de long sur trois de large, la rivière coulant au centre. D'après le docteur Cutcliffe, environ vingt-deux milles carrés étaient occupés par le camp, qui renfermait environ trois millions de pèlerins.

Toutes les précautions sanitaires qu'exigeait une semblable multitude avaient été prises et furent exécutées avec le plus grand soin.

Dès le 1er avril, les pèlerins commencèrent à arriver au camp et s'établirent dans les endroits qui leur furent désignés. Le 3 avril, la foire qui fait partie du pèlerinage avait commencé, et un fleuve immense d'êtres humains s'étendait jusqu'aux plaines et continua avec un volume toujours croissant à s'avancer vers le plateau d'Hurdwar, jusqu'à l'heure favorable pour le bain sacré, que les prêtres hindous avaient fixé à midi du 12 avril. Dans la nuit du 11 au 12 avril, une pluie tropicale mouilla jusqu'aux os cette foule immense, dont la plus grande partie était sans abri. La pluie torrentielle dura toute la nuit et tout le jour suivant, et quelque parfaits que fussent les arrangements sanitaires du camp, cette pluie diluvienne dut entraîner des matières excrémentitielles des latrines et de la surface du sol et les mêler aux eaux du Gange.

Le docteur Cutcliffe décrit ainsi qu'il suit les événements du 12 avril. L'endroit choisi par les pèlerins pour le bain sacré formait un espace de six cent cinquante pieds de long sur trente de large, séparé du Gange par des barrières. Dans ce couloir étroit, les pèlerins arrivant de toutes les parties du camp se pressèrent en masses serrées, et dès l'aurore jusqu'au coucher du soleil le bain fut encombré d'une foule d'êtres humains. Durant tout ce temps, l'eau du bain demeura trouble et sale, en partie à cause des cendres des morts apportées par les parents pour être déposées dans les eaux de leur divinité, et en partie par l'effet du lavage des vêtements et du corps des baigneurs.

Quand les pèlerins se baignent à ces sanctuaires, ils se plongent trois fois entièrement dans l'eau, quelquefois plus, mais jamais moins, et ils boivent de l'eau sacrée tout en récitant leurs prières. La boisson de l'eau n'est jamais omise, et quand plusieurs membres d'une même famille se baignent ensemble, chacun de sa main donne à boire aux autres.

Vers le soir du lendemain, 13 avril, huit cas de choléra furent reçus dans un des hôpitaux de Hurdwar. Le 15 avril, toute cette immense multitude s'était dispersée, et le camp redevint le lieu désert qu'il est habituellement.

Le docteur John Murray a dressé un rapport très-soigné sur les événements qui eurent lieu après le départ des pèlerins de Hurdwar. D'après les renseignements qu'il prit, le 15 avril, toute la foule des pèlerins s'était dispersée. Les pèlerins passèrent, à une saison favorable de l'année, à travers un pays sain, où les vivres étaient abondants, et où des arrangements sur une grande échelle avaient été faits pour faciliter leur voyage. Cette masse mouvante encombra les routes, ressemblant à un grand fleuve qui s'écoule lentement, et à Meerut, où le docteur Murray était alors, il vit passer sans cesse, pendant une semaine entière, les pèlerins en masse serrée. Ces pèlerins portèrent le choléra partout avec eux, les routes étaient bordées de cholériques, les bûchers enflammés couvraient les campagnes d'alentour, et beaucoup de cadavres furent jetés dans les canaux et les rivières ou simplement abandonnés sur les routes. La maladie fut communiquée aux villes et aux villages par où ils passèrent, et les pèlerins portant avec eux la maladie et la mort, la semèrent sur leur passage d'Hurdwar jusqu'aux confins de l'Hindoustan.

Le 13 avril, il y eut des cas de choléra à toutes les premières étapes sur les routes qui partent de Hurdwar. Je regrette de ne pouvoir donner ici les tables et les cartes dont le docteur Murray a fait accompagner son enquête, car ils témoignent de la façon la plus évidente que le choléra a été répandu par tout le pays au moyen de ces pèlerins qui le portaient avec eux. En suivant les routes que prirent les pèlerins pour retourner dans leurs villes et villages, le docteur Murray constata qu'ils l'avaient importé avec eux au sud-est jusqu'en Oude, au sud à Allyghur, au nord à Simla, et au nord-ouest à Peshawur et jusqu'au Cabul.

Le choléra se déclara à Peshawur le 11 mai, et le médecin en chef de l'hôpital de cette ville déclara que depuis des années il n'y avait pas eu de cas de choléra dans l'endroit, mais qu'il se montra quelques jours après l'arrivée des pèlerins de Hurdwar; le 21 mai, le choléra régnait épidémiquement dans la ville et gagna la station militaire, et en quelques jours fit périr 92 hommes.

De Peshawur le choléra passa dans le Cachemir et dans l'Afghanistan. Dans ce pays, il éclata avec une grande violence au mois de juillet 1867, et ne cessa qu'en septembre. Vers la fin de 1867, il parvint en Perse, où il régna jusqu'à l'automne de 1868. De là il gagna la Russie orientale, et en ce moment il sévit en Russie, en Allemagne, en Italie, en Suède et en Amérique; il continue sa marche lentement envahissante, et cet automne ou le printemps prochain il viendra en France et en Angleterre réclamer ses victimes.

Je ne crois pas qu'il soit possible de donner un meilleur exemple de la propagation du choléra par l'homme. Sur ce point, le docteur Macnamara, après avoir examiné les faits de propagation du choléra au moyen de l'eau potable, tels que ceux du docteur Snow, connu sous le nom du cas de Broad Street, et ceux des docteurs Richardson et Farr, dit à ce sujet :

« Si maintenant nous étudions cette question telle qu'elle » s'est présentée aux Indes, nous avons un exemple remar- » quable dans l'apparition du choléra à Hurdwar en 1867. » D'abord nous savons qu'une immense multitude de pè- » lerins se sont réunis dans un lieu donné, quelques-uns » venant de localités dans lesquelles le choléra existait; » mais la maladie ne se développa parmi eux qu'après la » pluie qui tomba abondamment durant la nuit du 11 au » 12 avril, la nuit avant le jour du bain sacré. La multi- » tude (3 millions) de pèlerins fut trempée jusqu'aux os » pendant douze heures, et, dans cet état, leurs habits sur » eux, ils se précipitèrent dès l'aurore dans l'endroit ré- » servé pour le bain; tous burent de cette eau qui dut être » contaminée inévitablement de toutes les matières orga- » niques qui découlaient de leurs vêtements saturés d'eau » depuis douze heures. En vingt-quatre heures, le choléra » se déclara de tous côtés parmi ces infortunés, et ils le » propagèrent ensuite à travers tout le pays. »

L'épidémie de choléra qui sévit en Amérique durant l'année 1866 démontre également bien la propagation du choléra au moyen de l'eau potable. D'après les documents officiels du département de la guerre à Washington, nous apprenons que le choléra apparut parmi les troupes en juillet, s'étendit à la Nouvelle-Orléans et aux stations situées le long du cours du Mississipi. Les extraits suivants sont pris du rapport officiel des chirurgiens, MM. Mc Parlin et Harstuff.

« Les troupes dans les casernes ont joui d'une grande » immunité. Le 116ᵉ régiment, campé près de l'hôpital de » Sedgwick et fourni là avec de l'eau de citerner a été en- » tièrement exempt du choléra. Tout récemment, le régi- » ment a été envoyé en garnison dans la ville. Durant un » ou deux jours, l'eau de citerne et l'eau distillée vinrent » à manquer en partie, quelques hommes burent de l'eau

» de rivière, immédiatement deux cas de choléra se déclarèrent; de l'eau distillée fut de nouveau fournie aux » hommes, et nous n'eûmes plus aucun cas de choléra » dans le régiment.

» Le 9e régiment de cavalerie des États-Unis et le 39e ré- » giment d'infanterie recevaient de l'eau distillée, mais pas » en quantité suffisante, en attendant que les citernes de » Sedwick fussent réparées, remplies et fournissent aux » hommes assez d'eau de pluie pour leur boisson. Au » début, l'eau distillée qui leur était envoyée arrivant en » tonneaux et encore trop chaude pour qu'elle pût être » rafraîchie à temps, les hommes préférèrent boire de l'eau » de rivière parce qu'elle était fraîche, et cela malgré les » ordres et les avertissements répétés, acceptant le risque » plutôt que d'attendre que l'eau fût refroidie et aérée. Cas » après cas de diarrhée cholériforme, se déclarèrent une » investigation rigoureuse ne découvrit aucune cause » même probable de cette diarrhée, à l'exception de l'eau » dont les hommes avaient bu, et l'on recommanda que » le régiment fût éloigné de la rivière assez loin pour que » les hommes ne puissent en obtenir. Pour ne pas changer » le camp de la cavalerie, une forte escorte fut placée près » de la rivière pour empêcher les hommes d'y boire, et de » l'eau de citerne leur fut fournie de l'hôpital Sedgwick. » Depuis lors le choléra disparut du régiment; le 39e régi- » ment a été campé près de l'hôpital et reçoit aussi de » l'eau de citerne de cet hôpital ; son état sanitaire est bon. »

Un autre exemple remarquable du pouvoir de l'eau potable polluée de matières cholériques, comme cause et moyen de propagation du choléra, se trouve dans l'absence de cette maladie parmi les tribus qui habitent les bas monts du Bengale.

Ces monts s'étendent depuis Orissa jusqu'à Nagpore et à l'Inde centrale, ils sont habités par les aborigènes du pays.

Ces tribus ont la plus grande aversion pour les habitants de la plaine, et ceux-ci considèrent les tribus des montagnes comme des êtres impurs, dont le contact doit être évité, et l'Hindou orthodoxe ne peut, sans perdre à jamais sa caste, toucher à la nourriture, boire de l'eau ou se servir des vêtements des aborigènes.

Tant que les habitants des monts du Bengale restent chez eux, ils n'ont aucune communication avec les habitants de la plaine, et quoique le choléra soit toujours plus ou moins présent dans les plaines du Bengale, ce n'est qu'exceptionnellement que quelques cas se déclarent dans les localités habitées par les aborigènes. Cependant beaucoup de leurs villages s'étendent presque jusqu'aux plaines mêmes. Il n'y a rien dans la manière de vivre des tribus des monts du Bengale qui puisse conférer sur eux cette immunité. Parmi eux, les préceptes les plus simples de l'hygiène sont inconnus, ils sont plus sales et moins particuliers dans le choix de leurs aliments que les habitants des plaines.

Je dois observer ici que la question d'altitude n'est pour rien dans cette immunité; maintes fois le choléra a sévi épidémiquement dans l'Himalaya, même à Simla, qui est situé à 7000 pieds au-dessus du niveau de la mer. Ce n'est pas non plus une influence du sol; ces monts appartiennent au groupe métamorphique très-répandu aux Indes et qui nulle part ne confère de protection spéciale contre le choléra. C'est purement une question de non-communication ; leur eau potable n'est pas contaminée par des matières cholériques, car les Hindous ne boivent pas de leur eau, ne se baignent pas dans leurs étangs, n'y lavent même pas leur linge. Il n'y a rien non plus de spécial comme race qui les protége contre les atteintes du choléra; dès que l'aborigène quitte son village et voyage dans les plaines, il succombe rapidement à cette maladie. Beaucoup d'entre eux se louent comme journaliers dans les jardins de thé d'Assam et du Cachar, la mortalité parmi eux durant leur passage à travers les plaines pour s'y rendre est énorme, et il est reconnu qu'ils sont très-sujets à contracter le choléra.

Ces exemples n'acceptent aucune autre interprétation que celle que nous leur avons donnée, c'est-à-dire que le choléra est communiqué de l'homme à l'homme, et l'eau prise en boisson est le moyen le plus ordinaire de cette transmission. Mais pour établir ce fait d'une manière tellement manifeste qu'aucun doute ne puisse s'élever à ce sujet, il faudrait faire des expériences directes et boire soi-même, ou faire boire à d'autres, de l'eau dans laquelle on aurait introduit des évacuations cholériques.

Personne n'a encore, que je sache, sciemment essayé de ce moyen de haute conviction, et je ne crois pas que les adversaires les plus obstinés de l'interprétation qui a été donnée aux faits ci-dessus décrits aient assez de confiance dans leurs théories pour se réduire au silence en faisant sur eux-mêmes l'expérience nécessaire. Mais ce qui ne peut se faire, même dans l'intérêt de la science, le hasard nous l'a fourni et nous a permis à plusieurs reprises d'observer ce qui a lieu lorsque des individus ont bu de l'eau dans laquelle on avait introduit des matières cholériques.

Le fait suivant est relaté par le docteur Macnamara (1) :

« Je vais maintenant faire connaître un fait où nous savons, sur le témoignage le plus positif et le plus évident, que des évacuations cholériques se sont trouvées mêlées dans un vase renfermant de l'eau à boire, le tout étant resté exposé aux rayons du soleil durant toute une journée. Le lendemain de bonne heure, une petite quantité de cette eau fut avalée par dix-neuf personnes (au moment de la boire, cette eau ne présentait rien d'anormal, ni par son odeur,

(1) *Loc. cit.*

son goût et sa couleur); tous ces individus continuèrent à jouir d'une bonne santé durant la journée; ils burent, mangèrent et dormirent comme d'habitude, un d'entre eux, en s'éveillant le lendemain, fut pris de choléra; les autres durant cette seconde journée ne furent nullement incommodés, mais le jour suivant deux d'entre eux furent atteints par la maladie; les autres continuèrent à jouir d'une bonne santé jusqu'au lever du soleil du quatrième jour, quand deux autres cas se déclarèrent parmi eux.

Après cela, il n'y eut plus de cas, les autres quatorze hommes échappèrent entièrement et ne se plaignirent ni de diarrhée ni même de malaise. L'exemple que nous venons de donner se résume à ceci : sur quelques hommes qui ne boivent qu'une seule fois d'une eau renfermant des évacuations cholériques, cinq sont atteints du choléra dans les soixante-douze heures, les quatorze autres ne sont en aucune manière affectés par le poison. Ces détails ne nous permettent pas de douter que de l'eau contaminée d'évacuations récentes d'un individu atteint de choléra n'ait provoqué cette maladie chez cinq des dix-neuf individus qui en avalèrent, et cela indépendamment de la saison, de la nature du sol, ou de toute autre circonstance appréciable, qui toutes étaient favorables. Il n'y avait pas de choléra dans l'endroit, et aucun cas ne s'était déclaré dans cette localité depuis plusieurs années, et d'après les informations que j'ai prises, le choléra n'y a pas régné depuis.

Je dois ici faire mention d'un ouvrage qui est d'une grande importance pour le sujet que nous examinons : je veux parler du rapport officiel fait en juin 1869 par le docteur Murray, inspecteur général des hôpitaux du Bengale, et qui est un résumé d'informations recueillies par les différents gouvernements de l'Inde et fournies par les médecins anglais employés aux Indes. Cinq cent cinq médecins ont répondu à l'appel qui leur était fait, et ce rapport renferme sous une forme concise les réponses aux différentes questions que le gouvernement des Indes avait posées à ses médecins (1).

Quant à la propagation du choléra par l'eau prise en boisson, le rapport en question s'exprime ainsi :

« Le corps humain semble être le principal moyen de » reproduction, de multiplication et de dissémination du » poison. Ceci a été déjà entièrement prouvé par l'histoire » du progrès des épidémies qui ont sévi aux Indes, en » Europe et en Amérique. L'histoire de l'épidémie de » Hurdwar, en 1867, démontre que la maladie rayonne » d'un seul point dans maintes directions variant en lon- » gueur depuis 300 jusqu'à 700 milles, s'avançant en stricte » conformité avec la marche des voyageurs et accélérée par » la ligne de chemin de fer qui conduit à Mooltan.

» Il y a des faits très-nombreux et parfaitement bien éta- » blis qui démontrent que le poison avait été mêlé à l'eau » de certains puits ou réservoirs, et que ceux qui ont bu » de cette eau ont contracté le choléra.

» L'épidémie qui débuta à Hurdwar nous offre des exem- » ples remarquables de villageois étant pris de choléra le » second jour après que le poison avait été mélangé à l'eau » des étangs de certains villages. Dans un cas, c'est un » pèlerin atteint de choléra qui se baigne dans l'étang et » passe la journée sur les bords; dans le second cas, on » lave dans l'étang les vêtements d'un homme qui avait » succombé au choléra. »

Quelles sont les conditions nécessaires pour que de l'eau renfermant des matières cholériques développe la maladie chez l'homme sain? D'abord, la température de l'eau ne doit pas être trop abaissée, non pas que le froid détruise

(1) *Report on the treatement of epidemic cholera*, par le docteur John Murray. Calcutta, 1869.

l'influence contagieuse des évacuations cholériques, mais il empêche leur développement et les laisse pendant un temps inertes, mais non détruites, prêtes à être de nouveau rendues à leur phase active quand les conditions de température leur seront favorables.

On sait aussi que les évacuations cholériques, comme toutes substances organiques, obéissent à certaines lois. C'est ainsi que des évacuations cholériques déposées et desséchées sur du linge ou sur d'autres objets, s'ils restent dans cette condition de sécheresse, retiendront pendant longtemps leur puissance de contagion et pourront, sous des conditions favorables d'humidité et de chaleur, transmettre après un temps même assez long, suivant les pays et les saisons, le principe morbide qu'ils renferment en eux.

On sait aussi qu'après avoir été soumises pendant un certain temps, généralement assez court, à l'influence réunie de la chaleur et de l'humidité, les matières cholériques perdent de leur puissance; comme toutes matières organiques, elles passent par certaines phases durant quelques-unes desquelles leur activité est à son maximum, pour ensuite décroître et enfin disparaître entièrement. L'expérience a démontré que la période d'activité la plus grande des matières cholériques mélangées à l'eau se montre, aux Indes, dans les premières quarante-huit heures.

Je crois utile de remarquer que les évacuations cholériques, qui sont toujours, de quelque manière que le poison soit introduit dans l'économie, le principe contagieux du choléra, ne renferment rien de spécial. — Deux médecins de l'armée des Indes, docteurs Lewis et Cuningham, ont été, depuis quelques années déjà, chargés par le gouvernement d'étudier cette question à fond. D'après leurs nombreuses expériences et leurs investigations, il est évident que les évacuations cholériques ne renferment rien que le microscope ou la chimie puisse révéler et qui indique des qualités spéciales au poison du choléra. — On ne trouve rien d'anormal dans le sang des cholériques; les évacuations renferment surtout du mucus et des masses de cellules épithéliales. Comment agissent ces matières organiques? Nous ne savons pas; elles communiquent le choléra; mais ce qui est assez heureux, il est facile d'empêcher le développement de cette matière et de détruire son principe malfaisant.

Les transformations qui s'opèrent dans la matière organique des évacuations cholériques ont été étudiées par le docteur Macnamara.

Supposons, dit-il, que nous mélangions à un gallon d'eau une quantité suffisante d'évacuations cholériques, de manière à donner au mélange une teinte légèrement opaline, qu'on place ce mélange dans de longs tubes de verre, et qu'on les expose au soleil; si l'expérience est faite sous l'influence de la chaleur du soleil des Indes, nous trouverons, en examinant l'eau après vingt-quatre heures — surtout le matin de bonne heure, — que la phase vibrionienne de décomposition ou de changement dans la matière organique est en pleine activité, la surface du liquide est recouverte de larges vibrions. Le lendemain matin, on peut observer de nouveau le même phénomène, mais le troisième jour des infusoires ciliés commencent à être aperçus dans le liquide, et vers le huitième jour, quelquefois avant, on aperçoit des bulles d'air s'élevant à la surface, et les côtés du vase sont couverts de confervoïdes. » Le docteur Macnamara ajoute : « Je puis attester que l'eau qui était empoisonnée pendant la période vibrionaire de décomposition peut être bue avec une impunité absolue lorsque les bulles d'air commencent à s'y former, et que les productions confervoïdes ont pris la place de la plupart des infusoires ciliés. »

Le docteur Macnamara n'attache aucune importance aux vibrions eux-mêmes ; pour lui, ils n'indiquent qu'une phase de la décomposition de la matière organique, produit du choléra, pendant laquelle sa puissance toxique est à son apogée.

Les vues que je viens d'exprimer sont admises par la plupart des médecins des Indes comme exactes; cependant la prudence exige que l'on interdise l'usage de toute eau potable qui a récemment communiqué le choléra, quand même on aurait la certitude que des vibrions n'y existent plus, et que des bulles d'air s'en dégagent.

Nous allons maintenant examiner les autres modes de transmission du choléra. Disons tout d'abord que toute autre communication est rare, comparée à celle qui a lieu par l'eau prise en boisson. Ici encore ce sont les évacuations qui sont le véhicule de la contagion. Les cinq cent cinq médecins dont les réponses ont été consignées et analysées dans le rapport du docteur Murray sont d'accord sur un point très-important, *c'est que le choléra n'est jamais transmis par l'haleine ou par le toucher des cholériques*. Mais si une chambre est petite et sa ventilation insuffisante, ou si de nombreux cas de choléra sont réunis ensemble, l'air renfermera une certaine quantité de particules ou d'émanations des évacuations cholériques qui, venant en contact avec les muqueuses, s'introduiront dans l'économie.

A ce sujet, nous lisons dans le rapport que j'ai déjà cité quelques règles générales établies sur des bases tellement larges que je vais en donner ici les principales.

« Tout état sanitaire défavorable à la santé publique prédispose à l'action du poison du choléra. Cette ignorance de l'hygiène a existé et existe encore sur bien des points du globe *sans que pour cela le choléra s'y déclare*, mais l'expérience a démontré que dans ces lieux et dans cette atmosphère contaminée, *une fois que le poison choléra y a été importé*, il s'y étend et s'y propage, tandis que son progrès et son développement sont limités quand ces conditions défavorables d'hygiène viennent à manquer; l'encombrement et une ventilation mauvaise semblent particulièrement favorables à la propagation de cette maladie.

» Le poison cholérique paraît être propagé dans et près des égouts; la décomposition facilite la dissémination et probablement aide la reproduction et la germination du poison.

» Nous possédons de très-grandes preuves que le contact avec les évacuations cholériques, ou que des vêtements et du linge salis par eux, même l'usage de latrines publiques, a été suivi de choléra.

» Dans certaines occasions, il paraît que le poison a été absorbé par les poumons, après un contact trop prolongé avec des malades dont les chambres étaient mal ventilées, ou par un séjour dans des hôpitaux où un grand nombre de cholériques étaient réunis. Dans quelques cas, le choléra s'est déclaré chez des individus qui avaient visité des localités, telles que des hôpitaux et des camps, récemment occupées par des cholériques. »

Quoique aucunes conditions atmosphériques ou météorologiques ne puissent engendrer le choléra, elles influencent cependant la marche de cette maladie et favorisent ou retardent son développement et sa propagation. En Europe, ces modifications, dues à des conditions atmosphériques, sont peut-être moins évidentes qu'aux Indes, la patrie du choléra, et où les saisons sont si marquées. Nous savons aussi que le froid arrête la propagation de la maladie, quoique le choléra ait pu exister durant le froid intense d'un hiver russe, mais ici l'explication est aisée : en Russie, les maisons sont chauffées à excès, l'humidité et la chaleur de semblables habitations ne peuvent être que très-défavorables au développement des matières cholériques, et l'ignorance des préceptes les plus élémentaires de l'hygiène ne peut qu'activer la propagation de la maladie; de plus, les évacuations cholériques sont répandues sur la neige qui entoure les maisons, et les paysans s'en servent en guise d'eau durant l'hiver.

Un médecin de l'Inde, le docteur Macpherson (1), dans son livre sur le choléra, dit : « On a essayé de faire dépendre le choléra de conditions passagères de l'atmosphère, surtout de la pression barométrique, de l'état électrique, des vents, de la présence ou de l'absence d'ozone; mais toutes ces tentatives n'ont pas réussi. Des conditions météorologiques qui paraissent avoir une influence sur une épidémie sont absentes dans une autre, ou même les conditions sont tout à fait opposées. »

Ceci s'adresse surtout à certains vents qui règnent d'une façon périodique. Cependant, quoiqu'il soit difficile d'appliquer les modifications météorologiques prises en détail pour expliquer l'apparition du choléra, toutefois ces changements sur une grande échelle ont beaucoup d'influence sur la marche de la maladie.

Si nous prenons le total des morts par le choléra à Calcutta durant vingt-six ans, nous obtenons la proportion suivante :

Trois mois chauds et secs ont donné.......	47 427 morts.
Trois mois froids et secs................	23 632
Trois mois chauds et humides............	11 354
Les trois mois de transition...............	21 882

De ce résumé, il est évident que les trois mois chauds

(1) *Cholera in its home*. London, 1866.

et secs produisent dans la région où le choléra règne endémiquement quatre fois autant de morts par suite du choléra que les mois chauds et humides, et à peu près deux fois autant de morts que les mois froids et secs, tandis que pendant ces derniers mois la mortalité dépasse tant soit peu celle qui a lieu pendant les trois mois de transition.

A Calcutta, la température même des mois froids est plus favorable au développement du choléra qu'un printemps et un automne en Europe ; si donc nous trouvons que la mortalité descend à son minimum durant cette saison pour s'élever à son maximum durant la saison chaude (remarquons qu'à Calcutta la chaleur existe toujours, et qu'entre les deux saisons ce n'est qu'une question de plus ou de moins), nous devrons nous adresser de nouveau à l'eau pour expliquer ce fait.

En effet, durant les mois chauds, les rivières, les étangs, les puits, renferment très-peu d'eau et les évacuations cholériques empoisonneront cette eau, d'autant plus que sa quantité sera moindre et, comme conséquence naturelle, nous devrons avoir la proportion suivante : plus la chaleur sera intense, moins d'eau il y aura, et plus le choléra atteindra un maximum élevé ; en effet, c'est ce qui a lieu. Reprenons la mortalité des vingt-six années que nous avons donnée et considérons-la par mois, nous trouverons que :

	Mortalité.	Pluie en pouces.
Mars....................	14 710	1.13
Avril....................	19 382	2.4
Mai....................	13 335	4.29
Juin....................	6 325	10.1

Mars, avril et mai sont les mois les plus chauds de l'année à Calcutta ; la plus grande mortalité due au choléra a lieu en avril, elle diminue un peu en mai, la pluie tombant en quantité deux fois plus considérable que durant le mois précédent ; tandis qu'en juin, aussi un mois chaud, mais durant lequel il tombe beaucoup de pluie, la mortalité descend des deux tiers, comparé à avril.

Aux Indes, c'est durant l'époque des plus fortes chaleurs, des orages violents, et quand l'eau potable est descendue à son minimum, que le choléra sévit avec le plus de violence et d'intensité.

II

DES MOYENS DE PRÉVENIR LE CHOLÉRA

J'ai essayé, et j'espère avec quelque succès, de prouver que le choléra est une maladie communiquée de l'homme à l'homme, et que cette transmission a lieu généralement au moyen de l'eau potable renfermant des matières cholériques, et exceptionnellement au moyen des exhalaisons ou des produits desséchés provenant des évacuations cholériques.

En même temps, je dois avouer que si le choléra n'était pas une maladie dont il est aisé de se garantir en adoptant les principes que nous allons exposer, j'aurais hésité à proclamer si ouvertement mon opinion, tout appuyée qu'elle est sur des faits nombreux, dans la crainte de priver les cholériques des soins empressés de leurs parents et amis, et d'effrayer ceux que leur devoir appelle à toute heure aux lits des malades, et dont le concours est si nécessaire aux individus atteints de choléra.

La prophylaxie du choléra comprend les principes fondamentaux suivants :

Détruire par des agents chimiques ou autre moyen le poison qui réside dans les évacuations cholériques, — ceci est de la plus haute importance ;

Éviter les encombrements de malades atteints de choléra;

Veiller à ce que l'eau potable ne soit pas imprégnée de matières cholériques;

Établir une bonne ventilation partout où se trouvent des cholériques; et faire prévaloir, dans la communauté comme chez l'individu, les préceptes d'une bonne hygiène.

Ici encore ce sera sur des faits seulement que je viendrai m'appuyer, et c'est avec la confiance que donne l'expérience personnelle que je puis dire qu'en opposant au choléra des mesures sanitaires sérieuses, nous serons récompensés de nos efforts et nous trouverons que peu d'épidémies peuvent être aussi aisément évitées que celle du choléra, si nous nous en donnons la peine.

Appliqués aux troupes servant aux Indes, les résultats de ces principes sanitaires sont des plus favorables; quand quelques cas de choléra se sont déclarés dans une station militaire, les troupes abandonnent leurs casernes et sont logées sous des tentes à quelques kilomètres de l'endroit; si de nouveaux cas ne se déclarent pas après quelques jours, les casernes sont nettoyées et désinfectées, et les troupes y retournent quand, depuis plusieurs jours, il n'y a pas eu de nouveaux cas dans la localité où les casernes sont situées. Si de nouveaux cas se déclarent parmi les troupes après quelques jours de campement, alors le camp est changé et reporté quelques kilomètres plus loin et ainsi de suite jusqu'à disparition complète du choléra.

Généralement quelques cas se déclarent parmi les troupes dans les deux ou trois jours qui suivent leur arrivée dans le camp; mais si le lieu est bien choisi, près d'une eau courante et à quelque distance de toute habitation, s'il est bien planté d'arbres et que les tentes soient spacieuses et nombreuses de manière à éviter tout encombrement, alors, malgré la chaleur excessive ou les pluies tropicales, le choléra disparaît rapidement et entièrement.

Dans ces cas qui se renouvellent tous les ans dans beaucoup de stations des Indes, comment doit-on comprendre la disparition de la maladie? Les conditions atmosphériques et météorologiques sont les mêmes à quelques kilomètres de la station militaire et dans l'emplacement choisi pour le camp. Les troupes ont quitté des casernes magnifiques, bien aérées, bâties expressément pour protéger les hommes contre les ardeurs du soleil des tropiques; leur nourriture est la même et leurs devoirs diffèrent peu; cependant, dans un endroit le choléra les décime, et dans l'autre ils en sont entièrement exempts. Il n'y a qu'une seule chose qui diffère essentiellement, c'est leur eau potable qui n'est plus contaminée par les évacuations cholériques; tout le reste est peu changé, peut-être même sont-ils placés dans des circonstances moins favorables à la santé générale, néanmoins le choléra disparaît de parmi eux. — Il est vrai que de grandes précautions sont prises. On choisit toujours un endroit où il y a une bonne eau courante, une garde protége ce lieu de toute souillure; de plus, l'eau est bouillie et filtrée; les moindres cas de malaise et de diarrhée sont traités, et les hommes ainsi atteints sont reçus dans des tentes spéciales plantées du côté du camp opposé au vent régnant. Les évacuations cholériques, s'il y en a, sont saturées avec des agents chimiques et ensuite enterrées à quelque distance du camp. La literie et le linge souillé de matières cholériques sont détruits, et des précautions sont prises pour que les hommes ne fassent aucun excès, ne mangent pas de substances difficiles à digérer ou malsaines, et qu'ils ne se livrent à aucun travail ou exercice fatigants.

Le docteur Murray, dans son résumé des documents

dont nous avons fait mention, s'exprime comme il suit à ce sujet : Il y a un point dans le traitement du choléra sur lequel les réponses données par les cinq cent cinq médecins consultés par le gouvernement des Indes sont unanimes et bien décidées, c'est que le changement de localité (tel que nous le pratiquons pour nos troupes) est considéré comme un des moyens les plus efficaces pour arrêter la propagation du choléra.

Quand on a affaire à un nombre considérable d'individus, tel qu'un corps d'armée, et que d'autres moyens sanitaires ne peuvent être employés, il suffit quelquefois de quitter le lieu dans lequel le choléra sévit, de marcher vers des localités offrant des cours d'eau dont on remonte le courant, tout en les protégeant de toute contamination (pourvu toutefois que le choléra ne règne pas sur leurs rives) et d'isoler les cas qui se présentent pour mettre fin au fléau.

Pendant que j'étais en Abyssinie, au mois de juin 1866, le choléra gagna le camp de l'empereur Théodore, à cette époque à Zagé, près du lac Tana. Le camp impérial avait été planté dans un endroit très-malsain, bas et entouré de marécages. Des fièvres, des dysentéries, sévissaient depuis quelque temps, avant que le choléra fût introduit par des recrues qui venaient de la province de Tigré où l'épidémie existait. L'empereur quitta Zagé et campa près de Kourata, sur un promontoire qui s'avance dans le lac près de cette ville. L'épidémie se déclara dans l'armée avec une grande virulence, et des centaines d'hommes succombèrent journellement. Dans l'espoir d'améliorer l'état sanitaire de son armée, l'empereur changea de nouveau son camp et le plaça sur des monts qui s'élèvent à quelques kilomètres de la ville, mais nulle autre précaution sanitaire ne fut prise, et l'épidémie continua à sévir avec une grande violence dans le camp et dans la ville même.

L'église de Kourata était tellement remplie de cadavres que l'on ne pouvait y entrer, et les rues adjacentes offraient le triste spectacle de nombreux cadavres entourés de leurs parents en pleurs qui attendaient nuit et jour qu'une tombe fût creusée pour leur mort dans le cimetière déjà si encombré.

Enfin, le 14 du mois, l'empereur se décida à me faire demander ce qu'il faudrait faire pour arrêter cette épidémie qui décimait son armée.

Je lui dis de protéger autant que possible de toute contamination l'eau dont les hommes se servaient pour leur boisson, et de marcher avec son armée vers les hauts plateaux du Begemder, en suivant les cours d'eau; de laisser ses malades à quelque distance du lieu qu'il choisirait pour son camp. Une fois arrivé sur le plateau, de diviser son armée en plusieurs corps, de manière à éviter l'encombrement, et auprès de chaque camp de mettre à part quelques localités situées sous le vent et où les cas nouveaux de choléra seraient envoyés. L'empereur exécuta très-soigneusement ces conseils : avant peu l'épidémie perdit de sa virulence, et au bout de quelques semaines elle avait entièrement disparu.

Mais on peut faire encore mieux lorsqu'on a affaire à un pays bien administré, et où toutes les ressources de l'hygiène sont à la disposition du médecin.

Durant les mois de mai et de juin de l'année 1872, le choléra sévissait dans le pays des Mahrattas, province bien peuplée située sur le versant est du plateau qui couronne les Ghauts de la présidence de Bombay. Ce plateau est à environ deux mille pieds d'élévation au-dessus du niveau de la mer; le sol est en grande partie formé de latérite; il est bien cultivé, peu boisé, parcouru par des rivières, mais dont beaucoup ne contiennent durant la saison chaude que très-peu d'eau Les pluies y sont peu abondantes pour les Indes, en moyenne vingt-six pouces par an seulement.

D'après les rapports des magistrats stationnés dans les principales villes du pays, nous apprîmes que l'épidémie montrait une grande virulence, et quelques médecins natifs, envoyés dans les localités où le choléra sévissait le plus, confirmèrent cette opinion et nous informèrent aussi que l'épidémie régnait sur une vaste échelle. J'étais à cette époque médecin en chef de l'hôpital de Sattara, ville de 23 000 âmes, et capitale de cette province sous ses anciens princes; dès que j'eus connaissance des faits ci-dessus mentionnés, je pris les mesures sanitaires suivantes : Je fis une inspection complète de la ville, et sur ma recommandation, le gouverneur de la province donna des ordres pour qu'on enlevât toutes ordures, immondices et débris de toute nature et qu'on les fît brûler à quelque distance de la ville; les égouts furent inondés d'eau, et partout on s'assura qu'ils fonctionnaient bien; tous les habitants dont les maisons étaient sales furent obligés de les nettoyer et de les blanchir à la chaux; les jardins qui les entourent furent mis en ordre, et tous les excréments furent enlevés journellement et enterrés dans des tranchées creusées à cet effet près de la ville et comblées chaque soir. Des hommes de police furent stationnés sur les différentes routes qui conduisent à la ville; ils avaient ordre d'interroger tous ceux qui entraient, de remettre des médicaments à ceux qui se plaignaient de malaise ou de diarrhée, et d'escorter à une maison mise à part pour ce service tout cas de choléra. La ville de Sattara possède de nombreux puits et aussi, fort heureusement pour elle, un réservoir alimenté par un conduit qui amène l'eau d'un petit lac situé sur une montagne voisine. Les habitants furent avertis de ne se servir de l'eau de leurs puits que pour les besoins domestiques et de ne boire que de l'eau du réservoir. Des hommes de police protégèrent le réservoir nuit et jour, personne ne put venir y laver du linge ni s'y baigner, — ce qui est la coutume du pays, — et les environs du réservoir furent tenus dans un grand état de propreté.

Dans le commencement de juillet, quelques cas furent admis à l'hôpital des cholériques; on en reçut pendant une dizaine de jours, un ou deux par jour, tous venant de routes qui aboutissent au côté sud de la ville et qui conduisent aux villages où le choléra sévissait à cette époque. Toutes les évacuations cholériques furent reçues dans des vases contenant du chlorure d'aluminium; ce désinfectant fut répandu sur les planchers et sur les lits des malades; après avoir ainsi détruit les propriétés nuisibles des matières cholériques, elles furent enterrées profondément dans des trous creusés à cet effet. Le linge et la literie qui avaient servi aux cholériques furent détruits. Pendant dix jours, aucun nouveau cas ne se présenta, puis quelques uns furent reçus, venant cette fois-ci des villages situés au nord de Sattara; on prit les mêmes précautions qu'auparavant.

Sattara est entouré de beaucoup de villages, quelques-uns très-rapprochés : dans tous, il y eut de nombreux cas de choléra, mais pas un seul ne se déclara à Sattara même, quoiqu'un certain nombre furent admis et traités dans un hôpital de cette ville. A un mille de la ville se trouve la station militaire, composée alors d'un régiment d'infanterie indigène et de deux compagnies d'un régiment européen; il y a aussi un grand bazar indigène pour les besoins du camp, et un certain nombre d'officiers civils et militaires, avec leurs familles et leurs nombreux domestiques, y résident. Il n'y eut même pas un cas de diarrhée dans la station militaire. Il est vrai que le camp était doublement protégé; nous avions autour et dans la ville un système de superintendance qui fonctionnait parfaitement bien, toute personne pouvait entrer dans la ville et en sortir librement, seulement on était prêt à donner des soins immédiats à tous ceux qui se présentaient. Mais autour de la station militaire, une quarantaine très-sévère fut établie, et tant que des cas de choléra furent admis à l'hôpital de la ville, personne, à moins de permission spéciale, ne put aller de la ville au camp et *vice versâ.*

Le fait sur lequel je désire appeler l'attention est le suivant : Les cas de choléra qui furent admis au début venaient du sud de Sattara, puis vint un temps de calme, et de nouveau quelques cas furent admis, venant cette fois du côté nord. Il est évident que la vague cholérique avait passé autour de notre ville sans la frapper, et que si des mesures sanitaires très-simples, mais bien employées, n'avaient été prises, nous n'aurions pu garantir une ville et un grand camp, et tous deux auraient, comme dans maintes épidémies précédentes, fourni un large contingent au fléau qui n'a pu, cette fois, nous toucher.

L'exemple que je viens de citer m'évite de revenir sur l'application des moyens sanitaires qui doivent être employés en Europe en pareil cas. Sans doute on trouvera ces mesures d'une application plus difficile dans nos contrées tant que tout le monde ne sera pas convaincu de leur grande valeur et que leur utilité ne sera pas appréciée même par les habitants les moins instruits de nos campagnes.

La prophylaxie individuelle est simple et facile; que tout individu règle sa conduite sur les maximes suivantes :

Soyez modérés en toutes choses, évitez les aliments indigestes, les fruits mal mûrs, les denrées altérées, les excès de toute nature, et bannissez toute frayeur. Ce ne sont pourtant ni les excès, ni les indigestions, ni la frayeur qui causent le choléra, mais les uns et les autres favorisent le développement du poison une fois qu'il est introduit dans l'économie. Il n'y a pas de doute que durant une épidémie de choléra, un grand nombre de personnes ne soient atteintes par le poison cholérique, mais chez beaucoup d'entre elles l'individu résiste à son action et la maladie ne se développe pas; pour ces motifs, les excès et l'anxiété ne peuvent qu'être très-nuisibles en un temps où l'on a besoin de toute son énergie vitale et d'un travail harmonieux et d'ensemble de toutes les fonctions de l'économie.

Mais je ne saurais trop insister sur ce point: méfiez-vous de l'eau dont vous vous servez comme boisson, tant que le choléra règne dans la localité que vous habitez.

En Europe, il est toujours facile de se procurer une eau pure dont on devra faire usage pendant toute la durée de l'épidémie; évidemment les gens peu à leur aise ne pourront se servir exclusivement d'eau de Saint-Galmier ou de Saint-Albin, mais je ne saurais trop recommander ce moyen à ceux que leur fortune met à même de faire cette petite dépense. C'est ce que nous faisions aux Indes; bien des fois j'ai fait faire mon thé, mon café et ma soupe avec de l'eau aérée qui se vend en bouteilles et que l'on fait venir d'une ville où le choléra ne sévit pas. De l'eau suspecte ne devra jamais être employée, quoique l'on prétende qu'en la faisant bouillir et filtrer, il n'y a pas de danger, si elle est bue avant d'être refroidie; dans ce cas, je préférerais ajouter une faible proportion de chlorure d'aluminium à l'eau avant de la soumettre à l'ébullition. Dans certaines localités, on pourrait faire distribuer aux indigents de l'eau distillée, préalablement rafraîchie et aérée.

Donnez une bonne ventilation à la chambre occupée par un cholérique; détruisez soigneusement le poison renfermé dans les évacuations cholériques en versant préalablement dans les vases qui doivent les recevoir une certaine quantité d'agents chimiques dont plusieurs ont une grande valeur, mais dont de tous je préfère, d'après une expérience personnelle, le chlorure d'aluminium. Ce sel, en solution concentrée, devra être fréquemment répandu dans l'appartement occupé par le cholérique; toute tache faite par des évacuations cholériques devra être immédiatement lavée avec une solution concentrée du même désinfectant, et des linges trempés dans cette solution devront être placés sous les endroits des draps qui peuvent être souillés par les évacuations involontaires durant le collapsus. Il faut aussi suspendre dans la chambre du malade des linges trempés dans du chloralum (1), — solution titrée de chlorure d'aluminium, — et placer dans différents endroits de la pièce des vases renfermant de cette même solution. Un drap de lit trempé dans ce mélange devra être placé à la porte qui communique de la chambre du malade à l'appartement.

La literie et le linge qui ont servi à un cholérique devront tout de suite être saturés de cette solution et soumis à une ébullition prolongée; il faut bien se garder de déposer dans une partie de l'habitation des linges ainsi souillés et même de les laver à froid. Dans un récent numéro du *Sanitarian*, un excellent recueil de médecine publié à New-York, le docteur Hamilton observe, au sujet de l'épidémie qui sévit dans l'hospice de Blackwell-Island, en 1866, que le linge souillé, au lieu d'avoir été plongé immédiatement dans l'eau bouillante, fut laissé dans de l'eau froide pendant quelques heures, quelquefois toute une

(1) Depuis mon retour du Congrès scientifique de Lyon, j'ai reçu de nombreuses lettres dans lesquelles on me demande des informations sur le chlorure d'aluminium et où on peut s'en procurer. Je me fais un plaisir de donner l'adresse du dépositaire du chloralum anglais : M. Hugot, rue des Blancs-Manteaux, 19, à Paris.

nuit, puis lavé dans de l'eau chaude. La conséquence de cette omission des précautions sanitaires fut que sur trente-quatre femmes employées à la buanderie, douze succombèrent au choléra; le 35 pour 100 du nombre total des décès.

Protection à la communauté, protection à l'individu, tels sont les résultats de nos connaissances actuelles sur le choléra communiqué par l'homme au moyen de ses évacuations cholériques; son haleine, son toucher, sont exempts de tout danger. — En suivant les conseils sanitaires que je viens de décrire, nous n'avons aucune raison de fuir un cholérique, nous pouvons le soigner avec tendresse et l'entourer de tous les soins que l'amour ou le devoir nous imposent. Ce n'est pas lui qui est dangereux, mais bien notre insouciance et notre ignorance; prévenus comme nous le sommes par des faits nombreux et bien établis, l'insouciance et l'ignorance ne sont plus des fautes, mais des crimes!

III

SYMPTÔMES ET TRAITEMENT DU CHOLÉRA

Le mémoire déjà cité du docteur John Murray sur le traitement du choléra est l'ouvrage le plus pratique, le plus complet et le plus récent qui ait paru sur cette question; il résume l'opinion de plus de cinq cents médecins, tous plus ou moins en contact journalier avec le choléra; j'emprunterai ce qui, d'après mon expérience, donne les meilleurs résultats, car les limites de ces notes ne me permettent pas de donner à cette question tout le développement que le mémoire lui consacre.

Le traitement du choléra varie suivant les différents degrés de la maladie ; ces degrés sont : le malaise, la diarrhée, le collapsus ou période algide, et la réaction.

Dans la forme la plus simple, il y a un sentiment de dépression mal exprimé, un malaise avec faiblesse épigastrique, un manque d'appétit, souvent de la constipation et un désir prononcé pour des stimulants. Ces symptômes sont très-communs parmi ceux qui sont en contact fréquent avec les cholériques quand les épidémies sont intenses. Durant cette période, si la personne est soumise à des causes débilitantes, telles que de longues marches, si elle est exposée aux intempéries, à des veilles, si elle a peur, ou si un purgatif violent est administré, les symptômes ordinaires du choléra se développent. Le docteur Murray dit qu'il a lui-même observé bien des cas semblables, et que de nombreux cas lui ont été communiqués; le poison était dans le système et a été rendu actif par les causes débilitantes ou d'épuisement surajoutées, au lieu d'être tranquillement rejeté comme cela a lieu, dans la majorité des cas, par les sécrétions saines et naturelles.

Cette dépression indique le remède, qui est du vin ou des alcools ; ces substances prises avec modération sont d'une grande valeur ; malheureusement la modération est rare quand une panique existe. On doit avoir grand soin d'éviter les excès, surtout si l'on considère le malaise comme le premier degré de la maladie. L'action du poison affaiblit le système nerveux, et les indications de traitement sont de maintenir les forces aux moyens de stimulants doux et de toniques, jusqu'à ce que le poison soit changé en parcourant sa carrière, étant digéré, ou simplement éliminé avec les sécrétions naturelles. Les mesures de précautions consistent à éviter avec soin les causes d'épuisement et les purgatifs. Les médicaments que cet état exige sont les opiacés et les carminatifs, les toniques, du vin en modération, une diète nourrissante et aussi peu de changement que possible dans la routine journalière.

Les cas de diarrhée sont très-nombreux durant les épidémies de choléra. Quand les selles deviennent plus aqueuses, ou eau-de-riz, avec crampes, la maladie alors prend le nom de *diarrhée cholériforme*. Ces symptômes généralement précèdent les selles eau-de-riz avec collapsus, symptôme que l'on a considéré comme constituant le choléra. Il y a de très-nombreux et de très-précis témoignages auxquels nous pouvons accorder toute confiance, qui prouvent que des épidémies violentes de choléra ont apparu immédiatement après la venue de personnes souffrantes de diarrhée et qui provenaient de localités où le choléra sévissait. La diarrhée cholériforme est une période du choléra autant que le collapsus, et cette désignation devrait être discontinuée comme tendant à faire négliger les précautions sanitaires si nécessaires pour prévenir la propagation de la maladie.

Ici encore les indications pour le traitement seront d'assister la nature en maintenant les forces, d'agir contre l'action épuisante du poison, d'aider à son élimination et de protéger les parties au travers desquelles il est expulsé contre son action irritante ou celle des contenus viciés des intestins.

Comme le poison est renfermé dans les évacuations, théoriquement il semblerait que des médicaments purgatifs seraient les moyens indiqués pour assister la nature ; mais l'expérience nous enseigne qu'il y a d'autres voies par lesquelles le poison peut être éliminé avec moins de danger pour le malade, et que les purgatifs sont excessivement dangereux. Leur action est très-fréquemment suivie de selles eau-de-riz et de collapsus, période durant laquelle les médicaments ont peu d'action, tandis que dans le premier degré de diarrhée certains médicaments, tels que les opiacés et les anodins, ont une valeur réelle. L'explication de ce fait paraît être que le poison ou les sécrétions causées par lui sont d'une nature irritante à la muqueuse intestinale, et que les opiacés endorment ou soulagent cette irritation pendant le temps que le poison y séjourne, tandis que les purgatifs augmentent cette irritation, et de cette façon accroissent la puissance de l'action du poison.

Éviter le collapsus (période algide) est d'une importance vitale, même si les moyens employés retiennent le poison dans l'économie, un ennemi peu agréable à retenir, c'est vrai, quoique heureusement sous une forme que nous pouvons contrôler.

La diarrhée cholériforme est généralement considérée comme le premier degré du choléra ; pour nous, c'est le second degré. Je reviens sur ce fait, car je le considère comme d'une haute importance ; le premier degré du choléra consiste dans l'état de malaise que nous avons décrit, accompagné quelquefois de constipation ou d'évacuations normales : c'est la forme la plus légère ; ou bien accompagné de diarrhée simple, bilieuse ou aqueuse, ce qui n'est pas non plus généralement considéré comme un degré de choléra, mais plutôt comme une diarrhée prémonitoire ou d'avertissement. On a néanmoins bien affaire au choléra, car les évacuations alvines de cette forme de malaise accompagnée de diarrhée renferment le principe contagieux du choléra, et c'est probablement un des moyens les plus puissants de sa propagation.

Les symptômes de la diarrhée cholériforme ou du second degré sont les suivants : les selles sont copieuses, peu colorées et sans être accompagnées de coliques, elles deviennent de plus en plus aqueuses, et à la fin tout à fait privées de couleur, ressemblant à de l'eau dans laquelle on a fait bouillir du riz. Il y a souvent une sensation pénible à l'estomac, des aigreurs, quelques vomissements et des crampes. Les signes du malaise continuent, le pouls est faible, la respiration froide, la face foncée, les yeux congestionnés, la sécrétion de l'urine est peu abondante, et des crampes errantes sont ressenties dans les extrémités inférieures. Il y a ici, ajoutés à l'action diminuée du nerf grand sympathique, l'irritation de la membrane muqueuse des intestins avec un désordre du système nerveux général. Ce degré peut durer depuis quelques heures jusqu'à sept ou dix jours. Quelquefois les évacuations aqueuses sont précédées par des selles et des vomissements bilieux, maux de tête et symptômes fébriles.

Les indications du traitement sont d'enlever ou de diluer tout irritant étranger à l'économie ou spécifique, d'adoucir l'irritation de la surface des intestins, de maintenir les forces et d'activer les sécrétions du foie, des reins et de la peau; le système nerveux, quoique affaibli, répond encore à l'action des médicaments. Le nombre des remèdes recommandés théoriquement et empiriquement dans ce degré est très-considérable, nous ne nous arrêterons pas à les considérer; mais avant de citer ceux qui donnent les meilleurs résultats dans les périodes de début du choléra, je crois utile de noter ici les remarques suivantes du docteur Murray.

« Les symptômes, dit-il, des premiers degrés du choléra disparaissent souvent après l'emploi de médicaments variés et souvent antagonistiques; il est par conséquent d'une grande importance, quand on veut déterminer la valeur d'un remède, de considérer quelle est son influence sur les phases ultérieures de la maladie, parce que durant une épidémie sévère, des médicaments doivent être confiés à des personnes étrangères à l'art de guérir; ainsi l'opium est de la plus grande valeur pour mettre un frein à l'action désordonnée des intestins, adoucir l'irritation et calmer le système nerveux. L'opium employé en formes diverses est le principal remède. Son action favorable semble être augmentée en le combinant au chloroforme, comme il est dans le chlorodyne. *Mais il y a danger si on le continue dans les degrés suivants*, car alors il serait des plus nuisibles. »

Sur un point tout le monde est d'accord, c'est qu'il est d'une importance vitale que le traitement soit institué de bonne heure, dès le début même des premiers symptômes. Pour cette raison, il est essentiel que le médicament soit distribué dans les villes, villages et campagnes où le choléra sévit; il doit être donné sous une forme simple qui ne se détériore pas avec le temps et qui ne fasse pas de mal s'il est administré sans nécessité, et quelques instructions élémentaires doivent suffire pour en expliquer l'emploi. Beaucoup de spécifiques ont été vantés. Ils sont pour la plupart composés d'eau-de-vie avec de l'opium, du chloroforme, des épices aromatiques, des huiles essentielles. La diarrhée est souvent combattue pendant un temps par ces remèdes; mais quand la maladie s'avance et gagne le degré du collapsus, les *cas dans lesquels beaucoup d'opium ou d'eau-de-vie a été donné se terminent toujours fatalement*. La formule la plus usuelle des pilules employées contre le choléra, dans le Bengale, est la suivante :

Poivre noir	2
Assa fœtida	3
Opium	1

Ces pilules donnent des résultats remarquables dans les premiers degrés du choléra, et aucun inconvénient n'en résulte si elles ont été employées sans nécessité. Les rapports sur l'efficacité de ces pilules sont des plus satisfaisants, aucun autre remède n'est plus efficace, ni moins dangereux; cependant comme elles contiennent de l'opium, leur emploi est contre-indiqué dans la période suivante de la maladie.

Les médicaments que nous venons d'examiner et que l'expérience a sanctionnés n'en sont pas moins pour cela empiriques; malheureusement nous ne connaissons pas d'antidote contre le poison-choléra, quoiqu'il y ait peu de substances qui n'aient été essayées dans ce but. Ceux qui empêchent la fermentation ou la putréfaction ont été fortement recommandés, mais jusqu'à ce jour employés sans succès.

Toutefois c'est dans cette voie qu'il faut que nous nous engagions; il s'agit de trouver un agent qui arrête la décomposition de la matière organique, qui ne soit pas nuisible à l'économie et qui n'ait pas un effet fâcheux sur les degrés ultérieurs du choléra.

Des résultats heureux obtenus dans d'autres maladies contagieuses m'autorisèrent à essayer le chlorure d'aluminium. « Si, me suis-je dit, cet agent détruit le principe contagieux de la diphthérie, de la dysenterie, et même le poison contenu dans les évacuations cholériques, est-ce que ce même agent n'agira pas de même chez l'homme atteint de choléra? » Cette substance, quoique toute-puissante, ne peut faire de mal ni directement ni indirectement, et c'est déjà beaucoup en sa faveur. Je n'y ai songé qu'à la fin de l'épidémie qui régna autour de Sattara, et je ne l'ai employé directement moi-même que dans trois cas arrivés à la période algide. Il fut donné par la bouche et en lavements, sans autre médicament que de la glace et un peu de lait à la glace additionné de pepsine. Un des malades ne prit que très-peu de chlorure d'aluminium, sa caste s'opposait à ce qu'il bût de notre eau; les deux autres guérirent, c'est peut-être purement une coïncidence, considérant le peu d'action des médicaments dans la période algide, mais employé en lavements et fréquemment à l'intérieur, il n'y a pas à douter qu'il peut avoir une action locale sur les muqueuses stomacales et intestinales et qu'il n'agisse sur le poison qu'elles renferment. Toutefois ce furent les deux seuls cas de guérison que nous obtînmes parmi tous ceux qui furent reçus à l'hôpital (1).

Je ne saurais trop recommander son emploi dès le début, en même temps que les pilules du Bengale, et les soins généraux ci-dessus mentionnés. *C'est parmi les agents de cette nature qu'on trouvera l'antidote du choléra, et celui-ci semble remplir les principales conditions demandées.* Le professeur Gamgee, qui a introduit dans la pratique le chlorure d'aluminium comme désinfectant, dit à ce sujet :

« Le chlorure d'aluminium ratatine et arrête le mouvement et tue les corpuscules amœbiformes, de plus il détruit beaucoup de formes inférieures de parasites, qu'ils appartiennent au règne animal ou au règne végétal. » Dans la *Lancet* anglaise du 30 juillet 1871, nous lisons ce qui suit au sujet du chlorure d'alumine : « Le chloralum, solution titrée de chlorure d'aluminium, accidifie les matières ordinaires des égouts et détruit les organismes vivants qu'ils renferment, additionné d'une proportion d'eau de quarante à une de chloralum ».

J'ai, dans les cas sus-mentionnés, employé un mélange de un à vingt-cinq; une once de ce mélange fut donné toutes les demi-heures et un lavement de seize onces toutes les heures. J'en envoyai dans les districts affectés, et quoiqu'il soit difficile d'obtenir des renseignements précis, le fait existe cependant que dans les cantons où il fut administré, la mortalité diminua sensiblement.

(1) Ces observations ont été publiées dans le *Lancet* du 16 août dernier.

Les symptômes de la période de collapsus (période algide) sont les suivants : Prostration extrême, face livide, transpiration froide et gluante, pouls faible ou supprimé, voix cassée, respiration oppressée, peau ridée, douleur brûlante dans l'épigastre, généralement accompagnée d'évacuations aqueuses ou d'apparence d'eau-de riz, ayant une odeur fade, et des crampes dans les extrémités.

Il y a des cas où toute la science humaine est impuissante, et dans tous les cas qui se terminent par la mort, ces symptômes se manifestent ; mais ce degré est atteint rarement sans que d'autres périodes aient été traversées, pendant lesquelles la maladie aurait pu être enrayée et ce degré évité. Même dans les cas les plus désespérés, quoique la vie ne puisse être sauvée, l'agonie au moins peut être rendue moins pénible. Dans beaucoup de cas moins graves, bien des vies seront épargnées si l'on emploie un traitement judicieux, alors qu'une terminaison fatale sera le résultat de la négligence ou d'un traitement irrationnel.

Les indications de ce troisième degré sont :

1° Soulager les symptômes proéminents et ramener la chaleur ;

2° Maintenir les forces et éviter l'épuisement ;

3° Détruire ou du moins limiter l'action du poison cholérique.

Ceux qui voudront se faire une idée du nombre considérable de médicaments donnés dans la période algide et tour à tour vantés et répudiés, feront bien de consulter l'ouvrage de Macpherson et le mémoire du docteur Murray ; je ne veux ici que donner le résumé de ceux qui leur ont paru donner généralement les meilleurs succès et qui sont ceux (*avec addition du chloralum*) qui, d'après mon expérience personnelle, remplissent le mieux les indications de la maladie.

Ce sont : de la glace, de l'eau gazeuse glacée additionnée de chloralum (1 à 25), des lavements chauds contenant du chloralum en même proportion, de la chaleur à l'extérieur, air chaud passé sous les couvertures, des briques chauffées, etc..., de la glace sur l'épine dorsale et à l'intérieur, des frictions sur les membres, des sinapismes à l'estomac ; ces moyens sont ceux qui devront être employés de préférence, ils soulagent le malade et ne sont suivis d'aucune conséquence fâcheuse dans la période de réaction, ce qui ne peut se dire quand des médicaments énergiques, ou quand l'opium et des alcools à haute dose ont été employés.

On doit en même temps maintenir les forces, ceci est d'une grande importance. On ne doit placer que peu de confiance dans le pouvoir digestif, car il est suspendu en grande partie, de même que toutes les fonctions dépendantes du système ganglionnaire. L'extrait froid de viande recommandé par Liebig est plus efficace que d'autres aliments, d'après le docteur Murray, spécialement dans les cas de collapsus prolongé. Je préfère le lait glacé additionné de pepsine ; de petites quantités de vin et d'eau-de-vie sont souvent ajoutées avec un avantage apparent ; mais chez ceux où la réaction s'établit sans qu'ils aient été administrés, la convalescence est plus franche.

De la nourriture solide ne doit jamais être donnée, elle n'est pas digérée, et si elle n'est pas vomie et qu'elle soit retenue, elle se décompose et devient nuisible. Se doutant peu que les moyens employés détruisent le dernier espoir de guérison du malade, c'est dans les cas qui languissent longtemps entre la vie et la mort que l'on a eu recours à la pratique fatale d'administrer des quantités considérables d'eau-de-vie et du vin, ou que des remèdes violents ont été employés, dans le vain espoir de sauver des cas désespérés par des moyens dangereux.

La réaction est une phase naturelle dans le cours de cette maladie, l'agitation cesse, la soif brûlante disparaît, le pouls et la chaleur reviennent, les selles eau-de-riz diminuent et se colorent, la bile reparaît dans les selles, l'urine s'écoule, le sommeil suit, et rien ne reste que de la faiblesse, qui elle aussi disparaît rapidement.

Telle est la réaction franche, quand elle a lieu de bonne heure et qu'elle est sans complication; nul traitement actif ne doit être employé, le repos est essentiel et le sommeil nécessaire. Une diète nourrissante et légère, un peu de vin et des soins intelligents valent mieux que des médicaments.

Mais quand la période algide a duré longtemps, la réaction est souvent suivie de fièvres adynamiques compliquées de dérangements locaux causés par l'action du poison ou par les remèdes employés. Aussi, dans le traitement de la période algide, nous avons repoussé les opiacés, les astringents, les alcools, car ces médicaments n'agissent que lorsque la réaction commence à s'établir et ajoutent un nouvel empoisonnement à celui auquel le malade vient d'échapper. On ne peut trop se souvenir que la guérison n'est possible que si la réaction a lieu, et que le malade aura à traverser cette période avant d'entrer en convalescence. On doit donc bien s'abstenir d'avoir recours durant la période algide à des remèdes violents ou contre-indiqués dont l'effet sur le collapsus est nul, mais qui malheureusement entravent la réaction, l'empêchent de s'établir franchement ou la rendent dangereuse par son excès et sa violence.

Les cas dans lesquels le chloralum a été administré ont été suivis de réaction très-franche, sans fièvre secondaire et sans accidents d'aucun genre.

Les fièvres, les congestions et d'autres accidents qui accompagnent une réaction anormale, tels que l'irritabilité de l'estomac, la diarrhée, la suppression de l'urine, etc., rentrent dans le domaine de la médecine ordinaire et ne doivent pas m'occuper ici.

Je ne puis mieux conclure ces notes qu'en donnant ici les mots mêmes par lesquels le docteur Murray termine son admirable mémoire sur le traitement du choléra.

« Le résumé des réponses de plus de cinq cents méde- » cins du service médical de l'armée des Indes, et qui tous » ont eu une expérience personnelle dans le traitement du » choléra, démontre une grande unanimité sur les me- » sures sanitaires et de précautions, et il y a une coïnci- » dence très-grande sur les indications du traitement de la » période algide et aussi sur quelques remèdes pris indi- » viduellement. Partout la saignée est répudiée, la foi » dans le calomel n'existe plus, l'opium est condamné, de » même que l'usage excessif de l'alcool, l'acétate de » plomb est regardé avec suspicion, l'acide sulfurique avec » peu de confiance, et le danger des purgatifs est reconnu. » L'impression générale est que l'on peut faire beaucoup » de bien en limitant les ravages de la maladie, et beau- » coup de vies sont sauvées si l'on reconnaît et si l'on traite » la maladie dans ses périodes de début, et beaucoup de » souffrances peuvent être soulagées dans les cas où la vie » même ne peut être préservée. »

FIN

PARIS. — IMPRIMERIE DE E. MARTINET, RUE MIGNON, 2.

www.ingramcontent.com/pod-product-compliance
Ingram Content Group UK Ltd.
Pitfield, Milton Keynes, MK11 3LW, UK
UKHW021128230726
13926UKWH00002B/667